YOUR KNOWLEDGE HAS VALUE

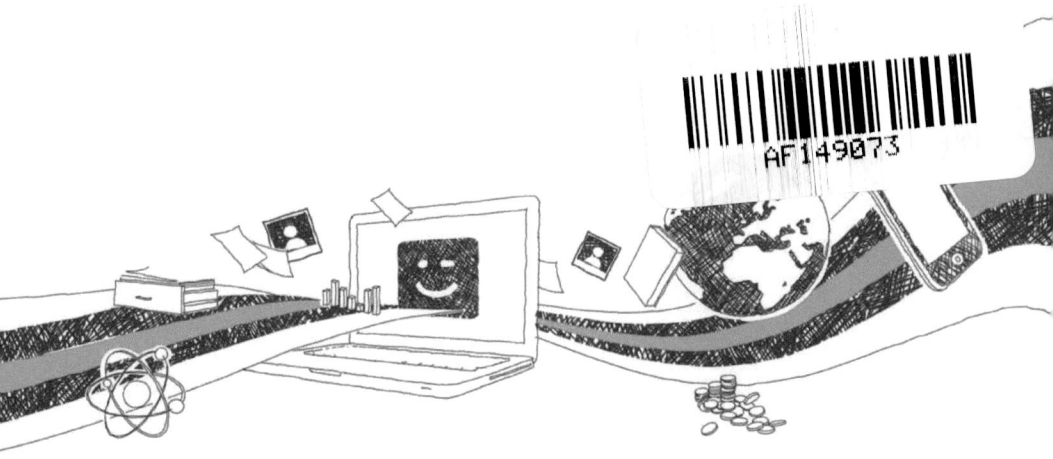

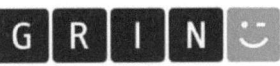

Ijasilton Fortes

Ocorrência de Hiperglicemia em Jejum no Concelho do Porto Novo entre Janeiro e Março de 2010

GRIN Publishing

Bibliographic information published by the German National Library:

The German National Library lists this publication in the National Bibliography; detailed bibliographic data are available on the Internet at http://dnb.dnb.de .

Imprint:

Copyright © 2010 GRIN Verlag GmbH
Print and binding: Books on Demand GmbH, Norderstedt Germany
ISBN: 978-3-640-79513-0

This book at GRIN:

http://www.grin.com/en/e-book/164426/ocorrencia-de-hiperglicemia-em-jejum-no-concelho-do-porto-novo-entre-janeiro

GRIN - Your knowledge has value

Since its foundation in 1998, GRIN has specialized in publishing academic texts by students, college teachers and other academics as e-book and printed book. The website www.grin.com is an ideal platform for presenting term papers, final papers, scientific essays, dissertations and specialist books.

Visit us on the internet:

http://www.grin.com/

http://www.facebook.com/grincom

http://www.twitter.com/grin_com

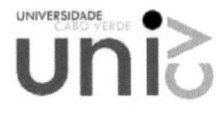

REPÚBLICA DE CABO VERDE
MINISTÉRIO DE EDUCAÇÃO E DESPORTO
Universidade de Cabo Verde
Departamento de Engenharias e Ciências do Mar
Curso de Bacharelato em Biologia Marinha e Pescas

"OCORRÊNCIA DE HIPERGLICEMIA EM JEJUM NO CONCELHO DO PORTO NOVO ENTRE JANEIRO E MARÇO DE 2010"

IJASILTON JOSÉ DO ROSÁRIO FORTES

Mindelo, 2010

Ijasilton José do Rosário Fortes
Departamento de Engenharia e Ciências do Mar (DECM)
Universidade de Cabo Verde (UNICV)
CP 163, Ribeira de Julião, São Vicente, Cabo Verde
E-mail: jasifortes@hotmail.com
Telefone: 238 983 90 19

Documento preparado no âmbito do estágio de final de curso decorrido no Laboratório de Análises Clínicas da Delegacia de Saúde do Porto Novo, enquadrado no Plano Curricular do Curso de Bacharelato em Biologia Marinha e Pescas, ministrado no Departamento de Engenharia e Ciências do Mar (DECM) da Universidade de Cabo Verde (UNICV).

Índice

Agradecimentos

Ao Dr. Peter Ubah Okeke, técnico do Laboratório de Análises Clínicas da Delegacia de Saúde do Porto Novo, cuja orientação, disponibilidade, conhecimentos transmitidos e amizade ao longo do estágio, proporcionaram um empenho enorme no desenrolar do tema proposto.

À Dra. Mara Abu-Raya, Docente do Departamento de Engenharia e Ciências do Mar (DECM) da Universidade de Cabo Verde (UNICV), pela coordenação, simpatia e prontidão durante o estágio e redacção do relatório final.

À Delegação de Saúde do Concelho do Porto Novo por ter aceitado a realização do estágio

Aos meus tios e principalmente à minha tia Ramira Lizardo e Manuel Lizardo pela educação, amor, compreensão e apoio, ao longos de todos os meus anos de estudo.

Aos meus pais pelo amor, carinho e disponibilidade ao longo da minha vida e dos meus estudos.

À minha namorada Liliana Lopes pelo amor, compreensão e apoio.

À Helder Pires pela amizade ao longo da vida e pelas trocas de ideias ao longo do estágio.

À todos os meus colegas, amigos e família em geral, pela amizade, pelos tempos partilhados nos momentos bons e menos bons.

À todos os meus professores, pelos conhecimentos transmitidos ao longo do curso, pelas exigências e pela sua dedicação.

À Deus, pela coragem e vontade em continuar nos meus estudos.

À todos muito Obrigado!

Resumo

Detectar a presença de hiperglicemia em jejum, é uma forma de avaliar ou prever a diabetes *mellitus* tipo 2 e avaliar os factores de risco. Embora o controle da hiperglicemia em jejum seja necessário, ele normalmente é insuficiente para se obter um controle glicemico óptimo. Nos últimos anos acumularam-se evidências apontando a hiperglicemia como factor de risco para complicações micro e macro vasculares na diabetes *mellitus* (DM). Nos países em desenvolvimento, a maioria das pessoas com diabetes está situada na faixa dos 45 aos 65 anos de idade, em contraste a maioria das pessoas com diabetes nos países desenvolvidos são maiores de 64 anos de idade. A prevalência da diabetes para todas as idades em todo o mundo foi estimada em 2,8% em 2000 e 4,4% em 2030. As doenças não transmissíveis surgem como uma ameaça crescente à melhoria da saúde da população cabo-verdiana. A prevalência dos factores de risco, como a diabetes entre outros, é elevada para ambos os sexos e afecta também as camadas mais jovens entre os 25 e 44 anos. Cabo verde possui um baixo consumo de hortofrutícolas excluindo (batatas e outros tubérculos) abaixo do mínimo recomendado de 400g diárias, para a prevenção de doenças como a diabetes, caracterizada por hiperglicemia. O objectivo deste estudo é dar a conhecer os dados relativos à hiperglicemia ocorrida no concelho do Porto Novo entre os meses de Janeiro e Março de 2010; analisar a ocorrência de hiperglicemia no concelho do Porto Novo - Santo Antão; e contribuir para estudos epidemiológicos relativo a diabetes mellitus a nível nacional. Foram analisados um total de 458 amostras (162 do sexo masculino e 296 do sexo feminino em que 58 destas eram grávidas) de glucose sanguínea em jejum normal, a partir do soro, colectadas entre 4 de Janeiro e 4 de Março de 2010 no Laboratório de Análises Clínicas da Delegacia de Saúde do Porto Novo. Para a determinação da glicemia presente nas amostras, foi utilizada o método GOD-PAP sem desproteinização (teste enzimático colorimétrico para glicose), com princípio básico a oxidação da glicose sob acção catalisadora da glicose-oxidase. As amostras de hiperglicemia obtidas durante o estudo representam 22%, quase ¼ da população. Observou-se que 58 (19.59%) dos indivíduos do sexo feminino apresentou valores no estado de hiperglicemia e 43 dos indivíduos do sexo masculino apresentou este mesmo estado, correspondendo à 26,54% destes. A partir da faixa etária dos 41 anos, deu-se um aumento nos valores de hiperglicemia até a faixa dos 72 anos e rápido decréscimo nos valores de hipoglicemia, sendo que os valores normais mantiveram quase inalterada e aumento nos valores de tolerância diminuída à glicose. Após a realização deste estudo, constata-se que a ocorrência de hiperglicemia de jejum no concelho de Porto Novo é considerável (22 %), com tendência a aumentar, devido ao aumento no número de dados de glicemia em jejum inapropriada ou tolerância diminuída à glicose. Observou-se que as faixas etárias com mais casos de hiperglicemia em jejum situam entre 42 e 81 anos, pelo que é onde há maiores factores de risco associados.

Palavras-chave: hiperglicemia; glicemia; diabetes *mellitus*; ocorrência.

Abstract

Detecting the presence of fasting hyperglycaemia, is one way to value or predict diabetes mellitus type 2 and value factors of risk. Although the control of fasting hyperglycaemia is necessary, it is normally insufficient to obtain an excellent blood glucose control. On the last years it has accumulate evidences pointing hyperglycaemia as a risk factor to develop micro and macro vascular complications on diabetes mellitus (DM). On developing countries, the majority of people with diabetes are in 45 to 64 year age range, in contrast the majority of people with diabetes on developed countries higher than 64 years of age. The prevalence of diabetes for all ages in whole world was estimated in 2, 8% in 2000 and 2.4% in 2030. No transmissible disease appears as an increasing threat to betterment on healthy in capeverdian people. The prevalence of the risk factors as diabetes and others is high to both sex and affect young between 24 and 44 years of age. Cape Verd has a low consumption of vegetables and fruits excluding (potatoes and other tubercles) under the minimum recommended of 400g daily, to prevent disease as diabetes, characterized by hyperglycaemia. The objective on this study is to analyze occurrence of hyperglycaemia in municipality of Porto Novo, between January and March 2010; give the information about hyperglycaemia of Porto Novo population and contribute to epidemiologic studies on hyperglycaemia on Cape Verd. It was analyzed a number of 458 samples (162 male samples and 296 female samples with 58 pregnant) of normal fasting blood glucose , from serum, collected from 4th January to 4th March 2010 on Laboratório de Análises Clínicas da Delegacia de Saúde do Porto Novo. For determining the blood glucose present on the samples, was used a GOD-PAP method without deproteinization (colorimetric and enzymatic test for glucose), with a base principle, the oxidation of glucose under catalyzed action of glucose-oxidase. The samples of hyperglycemia found on the study were 22% almost ¼ of the population. It was observed that 58 (19,59%) of the female individuals has hyperglycaemia and in the other hand 43 (26,54%) of the male individuals has hyperglycaemia. From 41 age range, the value of hyperglycaemia increased until 72 age range, decreasing on the value of hypoglycaemia , normal values kept almost unaltered and increasing value of impaired fasting glycaemia. After this work, it was conclude that occurrence of fasting hyperglycaemia of Porto Novo municipality is considerable (22, %), with inclination to increase due the increasing of impaired fasting glycaemia data. It was observed that age range with most fasting hyperglycaemia, was situated between 42 and 81 years, being the age range with higher associated risk factors.

Keywords: hyperglycaemia; glycaemia; diabetes *mellitus;* occurence.

Lista de figuras

1.Introdução

O termo glicemia é utilizado para denominar o nível de glicose sanguínea, sendo seu valor expresso em miligramas por decilitro (mg/dl) (Luppi *et al.*, 2007) e mmol/L (Mayne,1994). A glicose ou glucose é a primeira fonte de energia para o corpo humano. A glucose é derivada da dieta através da ingestão de hidratos de carbono; de reservas corporais (glicogénio); e de sínteses endógenos de glucose a partir de fontes sem hidratos de carbono (aminoácidos, glicerol, lactato), (Hotaling, M. *in* Lehmann, 1998).

Desordens no metabolismo dos hidratos de carbono podem resultar em ambos, hiperglicemia ou hipoglicemia. A mais ocorrente desordem hiperglicemica é a diabetes *mellitus* (Hotaling, M. *in* Lehmann, 1998).

Existem duas condições necessárias para que a glucose possa entrar nas células. A primeira é que existe suficientes receptores presentes nas células e a segunda, está relacionada com a presença de insulina (Ramalho, 2009). A insulina é uma hormona produzida pelas células β presentes nos ilhéus de Langerhans. Esta hormona é a principal responsável pela manutenção dos valores adequados de glicose no sangue (WHO, 1999 & Ramalho, 2009). A insulina tem como função, ligar-se aos receptores existentes nas células, permitindo assim a entrada da glicose para o interior destas, bem como, diminuir a produção de glucose por parte do fígado (Ramalho, 2009).

As concentrações de glicose plasmática (glicemia) situam-se em torno de 70-110mg/dl, sendo que situações de hiperglicemia tornam o sangue concentrado, alterando os mecanismos de troca de água, intra e extra celular além de ter efeitos degenerativos no sistema nervoso central (Kenj, 2009 *in* Cuidados de Enfermagem em Diabetes Mellitus).

A hiperglicemia pode ser devido a diabetes *mellitus*; infusões intravenosas de fluidos contendo glucose; estresse severo (efeito temporário) assim como acidentes vascular cerebral (AVC´s), (Mayne, 1994). A cronicidade da diabetes *mellitus* provoca uma alteração na utilização da glicose, podendo resultar em hiperglicemia que é típica dessa doença (Sousa *et al*, 2007). O diagnóstico da diabetes *mellitus* depende da demonstração de hiperglicemia.

Actualmente a classificação estabelece a existência de quatro tipos etiológicos de diabetes: diabetes tipo1; diabetes tipo 2; diabetes *mellitus* gestacional e outros tipos específicos (WHO, 1999). A diabetes *mellitus* é um grupo de enfermidades metabólicas caracterizadas por hiperglicemia, resultado de defeitos na secreção de insulina, em sua acção ou em ambos (Santos, 2006). A diabetes tipo1 resulta de uma reacção auto-imune, em que o sistema imunitário do organismo destrói as células produtoras de insulina, ou seja, as células β do pâncreas (WHO, 1999). A diabetes tipo 2 caracteriza-se por um predomínio de insulinorresistência com deficiência relativa ou absoluta de insulina ou, um predomínio de defeitos na secreção de insulina com ou sem insulinorresistência (WHO;1999). Por definição não ocorre destruição auto-imune das células β do pâncreas e os doentes não apresentam as causas específicas dos outros tipos de diabetes (WHO, 1999). A diabetes *mellitus* gestacional é diabetes ou qualquer grau de intolerância à glucose que é diagnosticada durante a gravidez (Federal Bureau of Prisons, 2009).

Actualmente os critérios utilizados para diagnóstico da diabetes *mellitus* baseiam-se nos estabelecidos pela OMS, em 1999, e pela ADA (American Diabetes Association) em 2003 (WHO, 1999; Ramalho 2009).

O jejum define-se como ausência de ingestão calórica pelo menos durante 8 horas (WHO; 1999). Na determinação dos valores da glicemia em jejum, os valores de referência são: Glicemia de jejum> 70mg/dl e <110mg/dl – valores dentro dos parâmetros normais; glicemia de jejum ≥ 110mg /dl e <126 mg/dl – anomalia da glicemia de jejum (AGJ), glicemia em jejum inapropriada ou tolerância diminuída à glicose; glicemia de jejum ≥126mg/dl – diagnóstico provisório de diabetes (o diagnóstico deve ser confirmado), (WHO, 1999; Fabrini *et al*, 2008; Benini *et al*, 2009). Neste último caso o diagnóstico é confirmado, usando outra glicemia de jejum ou a PTGO (Prova de Tolerância a Glicose Oral) com dosagem de 75 gramas de glucose. Os valores correspondentes, quando se utiliza a PTGO são os seguintes: glicemia as duas horas de sobrecarga de glicose <140mg/dl - tolerância normal a glicose; glicemia as duas horas de sobrecarga de glicose ≥140mg/dl e <200mg/dl - Anomalia de Tolerância a Glicose (ATG); glicemia as duas horas de sobrecarga de glicose ≥ 200mg/dl - diabetes *mellitus* (WHO, 1999). A PTGO é também critério utilizado para o diagnóstico da DM gestacional, sendo que a mulher tenha estado num período de jejum, de um dia para outro (8-14 horas) e que os doseamentos (100g de glucose) tenham sido efectuados de manhã. Os critérios de positividade são os seguintes: Jejum≥95 mg/dl; 1 Hora ≥180 mg/dl; 2 Horas≥155 mg/dl; 3 Horas ≥140 mg/dl (Queirós et al, 2006; A M D /S I D /DiabeteItalia, 2007 & Federal Bureau of Prisons, 2009). O teste de hemoglobina glicosilada (HbA$_{1c}$) é outro método para avaliar o estado de controlo de diabetes. A HbA$_{1c}$ corresponde a uma parte do açúcar que circula no sangue e que se liga a hemoglobina dos glóbulos vermelhos (Sacher e McPherson, 2000 *cit in* Ramalho 2009).

Detectar presença de hiperglicemia em jejum, é uma forma de avaliar ou prever o diabetes *mellitus* tipo 2 e avaliar os factores de risco (Lisbôa *et al*, 2000).

Embora o controle da hiperglicemia em jejum seja necessário, ele normalmente é insuficiente para se obter um controle glicémico óptimo (IDF, 2007). Nos últimos anos acumularam-se evidências apontando a hiperglicemia como factor de risco para complicações micro e macro vasculares na diabetes *mellitus* (DM), (Gross, Ferreira & Oliveira, 2003).

Nos países em desenvolvimento, a maioria das pessoas com diabetes esta situada na faixa dos 45 aos 65 anos de idade, em contraste a maioria das pessoas com diabetes nos países desenvolvidos são maiores de 64 anos de idade (Wild *et al*, 2004). A prevalência da diabetes para todas as idades em todo o mundo foi estimada em 2,8% em 2000 e 4,4% em 2030 (Wild *et al*, 2004).

As doenças não transmissíveis como a diabetes surgem como uma ameaça crescente à melhoria da saúde da população cabo-verdiana. A prevalência dos factores de risco, como a diabetes, a hipertensão arterial e a obesidade, entre outros, é elevada para ambos os sexos e afecta também as camadas mais jovens entre os 25 e 44 anos (Escritório Regional Africano da OMS, 2009). Os dados do IDNT (Inquérito de Doenças Não Transmissíveis), elaborado durante 2007, pelo Ministério da Saúde, confirmam o consumo de álcool, a obesidade, a hipertensão e a glicemia como as principais causas das doenças não transmissíveis em Cabo Verde.

Tanto nos países desenvolvidos como nos em desenvolvimento e de expressão portuguesa o baixo consumo de hortofrutícolas é apontado como um factor favorecedor do aumento do risco do aparecimento de doenças crónicas não transmissíveis (DCNT), (OMS/FAO, 2006). A evidência científica actual salienta o papel protector do consumo adequado de hortofrutícolas na redução do risco do aparecimento de diabetes mellitus tipo 2 (OMS/FAO, 2006). Cabo verde possui um baixo consumo de hortofrutícolas excluindo (batatas e outros tubérculos) abaixo do mínimo recomendado de 400g diárias, para a prevenção de doenças como a diabetes, caracterizada por hiperglicemia (OMS/FAO 2006).

1.1. Objectivos

1.1.1.Objectivos gerais
- ➢ Dar a conhecer os dados relativos à hiperglicemia em jejum ocorridos no concelho do Porto Novo entre os meses de Janeiro e Março de 2010.

1.1.2.Objectivos específicos
- ➢ Analisar a ocorrência de hiperglicemia em jejum no concelho do Porto Novo – Ilha de Santo Antão.
- ➢ Contribuir para estudos epidemiológicos relativo a diabetes *mellitus* a nível nacional.
- ➢ Aprendizagem de técnicas laboratoriais para determinação de taxas de glicose.

2.Material e métodos

O trabalho foi dividido em fases, sendo que a primeira, dedicada a pesquisa bibliográfica sobre o tema desenvolvido, aprendizagem de técnicas laboratoriais clínicas e recolha de dados. Na segunda fase inteirou-se ao tratamento dos dados e elaboração do relatório.

Para a realização do presente trabalho, foram analisados um total de 458 amostras de glucose sanguínea (venosa) em jejum normal, a partir do soro, colectadas entre 4 de Janeiro a 4 de Março de 2010 no Laboratório de Análises Clínicas da Delegacia de Saúde do Porto Novo. A faixa etária dos pacientes situa-se entre os 2 e 97 anos. A recolha dos dados foi anotada de acordo ao número total obtido por cada dia de análises no laboratório, em formulários designadas para o efeito.

2.1. Procedimento Laboratorial

As amostras de sangue foram recolhidas em tubos de ensaio seco (soro) ou em tubos BD *vacumtainer* (soro) consoante a disponibilidade dos materiais. As amostras recolhidas em tubo seco, ao sobrenatante designa-se soro e não contém fibrinogénio e as que são recolhidas em tubos com anticoagulante, ao sobrenatante é designado de plasma e contém fibrinogénio (Finnegan K. *in* Lehmann, 1998).

Para a determinação da glicemia presente nas amostras, foi utilizada o método GOD-PAP sem desproteinização (teste enzimático colorimétrico para glicose), com princípio básico a oxidação da glicose sob acção catalisadora da glicose-oxidase (Barham; Trinder;1972), A partir desta reacção, forma-se o peróxido de hidrogénio, que em presença da peroxidase como enzima catalisadora, sofre reacção oxidativa de acoplamento com a 4-aminoantipirina e fenol, formando um complexo vermelho cereja (Barham;Trinder;1972).

Após centrifugação das amostras entre 5 e 8 minutos na faixa dos 2000 e 2500 RPM (rotação por minuto), estas foram pipetadas em tubos de ensaio para leitura. Em cada tubo, foi colocada 1000µl de Glucose liquocolor e 10µl de soro e incubados durante 5 minutos à temperatura de 37°C ou a temperatura ambiente entre 20-25°C durante 10 minutos e seguido de leitura no Humalyzer 3000. Antes de efectuar a leitura das amostras, efectuou-se a leitura do reagente padrão, para calibração e em seguida leu-se o branco da reacção. Uma vez verificada a absorvância da reacção, efectuou-se a leitura das amostras, tendo os resultados expressos em mg/dl. O controlo de qualidade foi feita periodicamente, utilizando o HUMATROL N e P (normal e patológico). O controlo HUMATROL P, esteve situado entre 215-292 mg/dl e o controlo HUMATROL N, esteve situado entre 83.3-112.7mg/dl. Para caracterização da leitura dos dados obtidos, considerou-se a seguinte classificação: baixo os valores de glicemia menor que 76 mg/dl, consoante a programação no Humalyzer 3000. Embora, segundo Hotaling, M. *in* Lehmann, (1998) & Motta (2001) seja menor que 50mg/dl e segundo A M D /S I D /DiabeteItalia, (2007) esse valor é menor que 70mg/dl. A faixa normal da leitura dos dados situou-se entre 76-110mg/dl (Fabrini *et tal*:2007), para uma terceira classificação, considerou-se uma faixa glicémica maior que 110 mg/dl e menor que 126mg/dl (Fabrini *et tal*, 2007) considerada uma faixa de glicemia inapropriada ou tolerância diminuída à glicose, a última faixa integrou-se os valores glicémicos maiores que 126mg/dl considerado como hiperglicemia (Hotaling, M. *in* Lehmann, 1998; WHO 1999 & Aguilar, 2001).

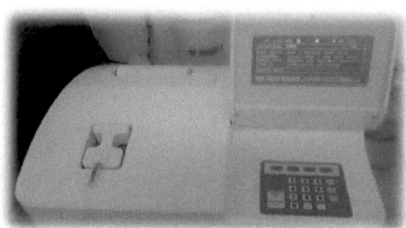

Figura 1: Humalyzer 3000 - Analisador Semi-Automático Para Química Clínica (foto: Ijasilton Fortes).

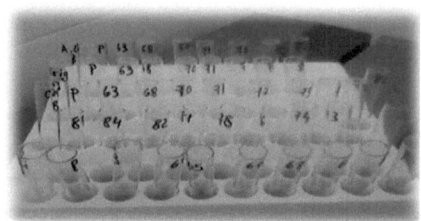

Figura 2:Incubação de amostras à temperatura ambiente (foto: Ijasilton Fortes).

Na colheita e manuseamento das amostras de sangue, bem como os equipamentos laboratoriais, seguiu-se respeitando todas as regras de higiene e segurança laboratorial para o efeito.

Para o tratamento dos dados foi utilizada o software do Windows, Microsoft Office Excel 2007.

13

3.Resultados

A ocorrência de hiperglicemia dos utentes da Delegacia de Saúde de Porto Novo é apresentada, em percentagens na figura 3 a seguir, onde estão analisados os resultados do estudo do total de 458 pacientes, sendo 162 do sexo masculino e 296 do sexo feminino em que 58 destas eram grávidas. Estes foram analisados com base em uma glicemia de jejum normal para cada amostra.

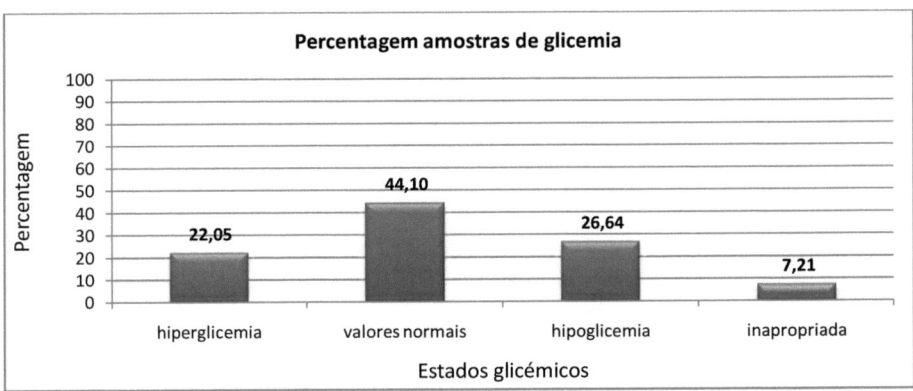

Figura 3: Representação gráfica dos dados de glicemia nos diferentes estados glicémicos.

Sendo a gravidez, um factor relevante do estudo, na figura 4 a seguir encontra-se representada a glicemia das 58 grávidas obtidas do total de amostras as quais apresentaram valores de glicemia normal e hipoglicemia, sendo que nenhuma apresentou o estado de hiperglicemia.

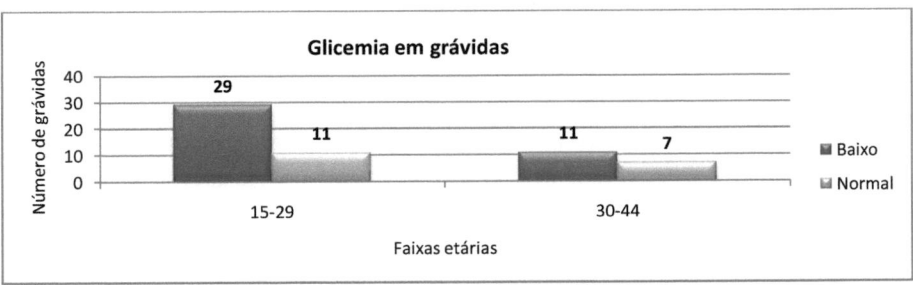

Figura 4: Representação gráfica de glicemia em grávidas agrupadas em classes com amplitude de 15 anos.

As amostras de hiperglicemia obtidas durante o estudo representam 22%, quase ¼ da população avaliada. A ocorrência de hiperglicemia, bem como os outros estados glicémicos dos pacientes estudados, estão apresentados na figura 5, com base nos géneros. Dos 458 participantes avaliados, observou-se que 58 (19.59%) dos indivíduos do sexo feminino apresentaram valores no estado de hiperglicemia e 43 dos indivíduos do sexo masculino apresentou este mesmo estado, correspondendo à 26,54% destes. Avaliou-se esta mesma representatividade, inserida no valor total de amostras de glicemia e a percentagem de indivíduos do sexo feminino com hiperglicemia indicou 12,66%, enquanto, para o sexo masculino teve uma representatividade em 9,39%.

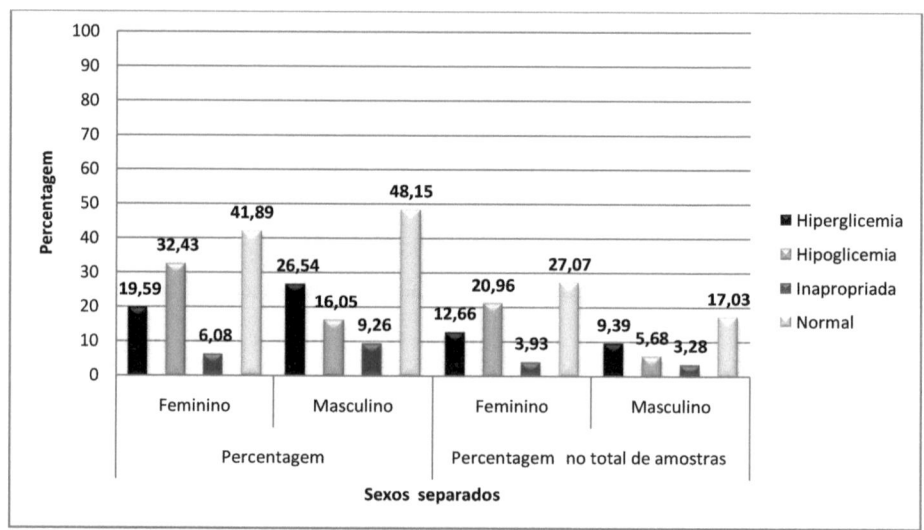

Figura 5: Representação gráfica da percentagem dos estados glicémicos nos sexos separados.

Na figura 6 estão apresentadas a ocorrência de hiperglicemia em jejum em função de faixas etárias agrupadas em décadas. A partir da faixa etária dos 41 anos, deu-se um aumento nos valores de hiperglicemia até a faixa dos 72 anos e rápido decréscimo nos valores de hipoglicemia, sendo que os valores normais, sofreram poucas oscilações.

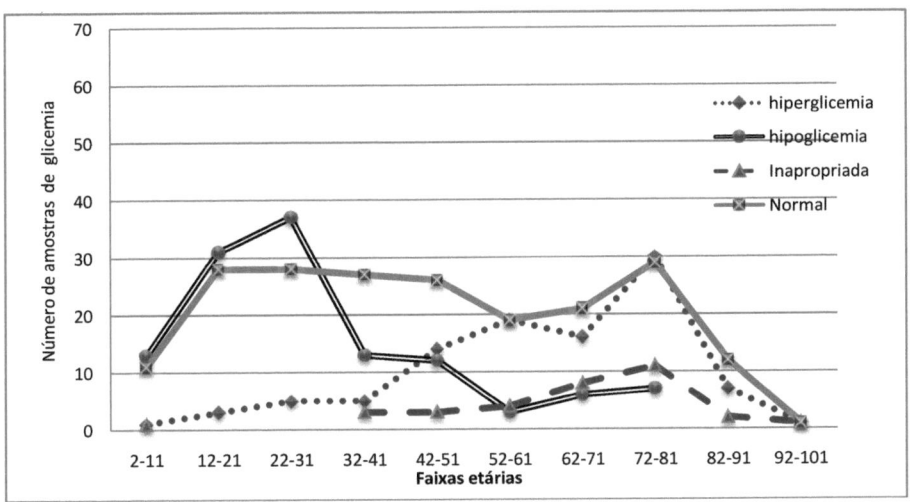

Figura 6: variação dos valores de glicemia nas diferentes faixas etárias em ambos os sexos.

Na figura 7 estão representados a quantidade de amostras, para cada sexo e estado glicémicos, nas diferentes faixas etárias, na qual observa-se maior número de hiperglicemia para o sexo feminino a partir da faixa dos 32 anos.

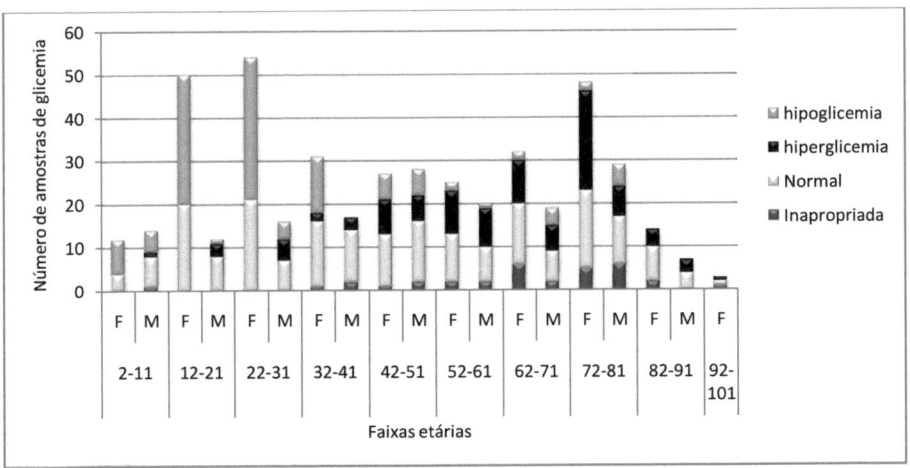

Figura 7: Agrupamento em faixas etárias nos sexos separados para os diferentes estados glicémicos.

16

4.Discussão

No presente estudo, das 458 amostras analisadas, 162 eram do sexo masculino enquanto a maioria era proveniente do sexo feminino, com um número igual a 296 amostras, incluindo 58 grávidas. Embora o valor de amostras seja mais elevado que no género masculino, este acentuou-se ainda mais, devido a presença de grávidas provenientes do Serviço de Saúde Reprodutiva da Delegacia de Saúde durante o estudo. Embora a presença de grávidas seja significativa, estas não contribuíram para valores de hiperglicemia, sendo que nenhuma apresentou este estado, excluindo assim a diabetes gestacional, que segundo Queirós *et al* (2006), define-se como uma intolerância aos hidratos de carbono, de gravidade variável, que surge ou é diagnosticada pela primeira vez no decurso de uma gravidez. No primeiro trimestre de gestação predominam os efeitos da utilização da glicose materna pelo feto, levando a uma tendência de hipoglicemia e diminuição das necessidades da insulina (Golbert & Campos, 2008). Durante o jejum, porém, os níveis de glicose diminuem e a lipólise é estimulada. Essas alterações provavelmente ocorrem para assegurar suprimento nutritivo adequado para a mãe e o feto (Golbert & Campos, 2008).

Os dados demonstraram que 22% da população de utentes da Delegacia de saúde, com base em uma única glicemia de jejum no período estudado, é hiperglicémico o que demonstra um valor bastante representativo e que tende a aumentar, pelo que 7,21% apresentou glicemia em jejum inapropriada ou tolerância diminuída à glicose que segundo Benini *et al* (2009) e WHO (1999) é um dado laboratorial, considerado como pré diabetes *mellitus* e factor de risco para o desenvolvimento de diabetes mellitus e de doenças cardiovasculares. Segundo os resultados do primeiro inquérito STEPS (Abordagem faseada à vigilância das doenças não transmissíveis) sobre os factores de riscos das doenças não transmissíveis, realizado em 2007, com o apoio da OMS, indicaram taxas elevadas de prevalência dos factores de risco, na população com idades entre 25 e 64 anos, em que apresentou a glicemia elevada em jejum 12,7% (Escritório Regional Africano da OMS, 2009). Embora em Cabo Verde não exista estudos epidemiológicos que indique uma percentagem e uma tendência nacional relativo a hiperglicemia e diabetes, faz-se uma comparação a nível mundial, que segundo Wild *et al* (2004) a diabetes foi estimada em 2.8% no ano 2000 e a dobrar no ano 2030 (4,4%). Conforme o responsável pela Delegacia de Saúde, em Cabo Verde, o número de prevalência da diabetes ronda os quatro a cinco mil casos, sendo mil e quinhentos a dois mil na cidade da Praia, e novecentos em SãoVicente (Ministério da saúde de Cabo Verde, 2010).

Ainda neste presente estudo, 44,10% apresentou normoglicemia em jejum e 26.64% para hipoglicemia.

Ao analisar a população de estudo em relação as faixas etárias, observou-se que, há maior ocorrência de hiperglicemia a partir dos 42 até 81 anos, onde atinge um pico máximo, que segundo Lisbôa *et al* (2000), constitui um factor de risco, por apresentarem indivíduos com mais de 40 anos e ainda apresentarem outros factores de risco como história familiar de diabetes, obesidade, intolerância à glicose previamente identificada, historia de diabetes gestacional e HDL ≤ 35mg/dl ou triglicéridos ≥ 250 mg/ dl. A má alimentação, marcada por fraco consumo de hortofrutícolas pode também, ser um factor de risco para aumento de casos de hiperglicemia, que leva ao aparecimento de diabetes que segundo OMS (2006) inclui Cabo Verde. A faixa etária com maior incidência é a partir dos 40 anos, com mais de 90% dos casos (Ministério da Saúde de Cabo Verde, 2010).

A relação dos valores percentuais de hiperglicemia entre o sexo feminino (12,66%) e o sexo masculino (9,39%) inseridas no valor total de amostras, pode ser devido ao maior número de amostras analisadas para o sexo feminino do que para o sexo masculino, o que indica esta ocorrência. Foi analisada a percentagem de hiperglicemia nos géneros em separado, em que verificou-se uma ocorrência mais elevada para o sexo masculino (26,54%) do que para o sexo feminino com 19.59%. tal ocorrência pode ser explicada, baseada no estudo de Wild *et al* (2004), que diz que globalmente, a prevalência da diabetes *mellitus* é similar em homens e mulheres, mas ligeiramente mais alto em homens menores que 60 anos de idade e em mulheres com idades superiores.

5.Considerações gerais

Após a realização deste estudo, constata-se que a ocorrência de hiperglicemia de jejum em utentes da Delegacia de Saúde da Cidade de Porto Novo é considerável (22%) no período em estudo, com tendência a aumentar, devido ao aumento no número de dados de glicemia em jejum inapropriada ou tolerância diminuída à glicose. Observou-se que as faixas etárias com mais casos de hiperglicemia em jejum situam entre 42 e 81 anos, pelo que é a faixa onde há maiores factores de risco associados.

Embora a determinação de hiperglicemia em jejum, seja uma forma de diagnosticar a presença de diabetes *mellitus*, os dados referentes a este estudo não fornece rigorosamente os resultados inerentes à diabetes *mellitus* no Município do Porto Novo. Isto é, seria necessário um diagnóstico completo da população estudada, tendo em conta os critérios de diagnóstico da Organização Mundial de Saúde. Perante esses factores, é de assumir que a ocorrência de hiperglicemia neste caso apenas fornece uma ideia sobre a prevalência de diabetes em Porto Novo no período de Janeiro a Março de 2010.

Não foi possível um estudo alargado, em matéria de quantificar a prevalência de diabetes em Porto Novo, pelo que seria necessário, maior tempo de execução do projecto; condições da Delegacia em assegurar um estágio mais abrangente, carecendo assim de reagentes químicos necessários directamente para o efeito; assiduidade dos pacientes a serem inquiridos para a pesquisa e obtenção de outros dados clínicos, como por exemplo: colesterol e triglicéridos.

Para estudos posteriores, recomenda-se um aprofundamento na metodologia, e assegurar um rastreio e classificação completa da hiperglicemia em jejum, hiperglicemia pós-prandial, hiperglicemia de estresse e aplicação TOTG (Teste Oral de Tolerância à Glicose). Recomenda-se maior abrangência temporal, de forma a assegurar um bom resultado, quantificando e qualificando a diabetes *mellitus* em Porto Novo ou outro local, com base na hiperglicemia. Dever-se-á ter em conta a alimentação dos inquiridos, como forma de avaliar a qualidade e quantidade tendo em conta a sua extrema importância no desenvolvimento de doenças não transmissíveis, complicadas por hiperglicemia.

O conhecimento da prevalência da diabetes *mellitus* em Porto Novo ou em outro local pode auxiliar a implementação de um programa de promoção de saúde, pautado em um trabalho multidisciplinar, no intuito de promover a orientação nutricional e a orientação para a prática de exercícios físicos. Tal medida poderia contribuir no processo de tratamento e controle da diabetes *mellitus* e reduzir as complicações adquiridas por meio da hiperglicemia crónica.

Referências bibliográficas

AGUILAR, M. "Criterios diagnósticos de la diabetes *mellitus*: Un debate permanente." Av Diabetol, Júlio-Septiembre de 2001: 17: p133-140.

AMD., SID., DIABETEITALIA. " Italian standards for diabetes *mellitus* 2007" AMD., SID., DIABETEITALIA.2007

BARHAM, D., E TRINDER, P. "Analist 97." 1972.

BENINI, E. B., REMPEL, C. STROSCHOEN,A. A.B. HOERLLE, J. L. & PÉRICO, E. "Perfil glicêmico da população de usuários adultos do Posto de Saúde de Arvorezinha- RS." ConScientiae Saúde, 9 de Setembro de 2009: 8(3): 439-445.

ESCRITÓRIO REGIONAL AFRICANO DA OMS. Estratégia de cooperação da OMS com os países 2008-2013: Cabo Verde. OMS- Organização Mundial de Saúde, 2009.

FABRINI, S.P., ALFENAS, R.C.G., PRIORE, S.E., & FRANCESCHINI,S.C.C. "Evolução dos critérios para diagnóstico da diabetes *mellitus*." Revista Brasileira de Nutrição Clínica, 2008: 111-8.

FINNEGAN, K. "Blood collection and anticoagulants." In Saunders Manual of Clinical Laboratory Science, de G. A. Lehmann, 1-13. Philadelphia, Pennsylvania: W.B.Saunders Company, 1998.

GOLBERT, A., & CAMPOS, M. A.A. "Diabetes Melito Tipo 1 e Gestação." Arq Bras Endocrinol Metab 2008;52/2:307-314.

GROSS, J. L., FERREIRA, S. R.G., & OLIVEIRA, J. E. "Glicemia Pós-Prandial." Arq Bras Endocrinol Metab vol 47 nº6, Dezembro de 2003: 11p.

HOTALING, M."Carbohydrates." In Saunders Manual of Clinical Laboratory Science, de Graig A. Lehmann, 45-58. Philadelphia, Pennsylvania: W.B.Saunders Company, 1998.

IDF-INTERNATIONAL DIABETES FEDERATION. Diretriz para o gerenciamento da glicose pós-prandial. Belgium: International Diabetes Federation, 2007.

KENJ, M.J.S. "Assistência de Enfermagem nas Hiperglicemias." In Cuidados de Enfermagem em Diabetes *Mellitus*, de S.A.A. Grossi e P.M. Pascali, 88-113. São Paulo: Sociedade Brasileira de Diabetes, 2009.

LISBÔA, H. R.K., SOUILJEE, M., CRUZ, C. S., ZOLETTI, L., & GOBBATO,D. O "Prevalência de Hiperglicemia Não Diagnosticada nos Pacientes Internados nos Hospitais de Passo Fundo, RS." Arqu Bras Endocrinol Metab vol 44 Nº 3, Junho de 2000: 7p.

LUPPI, M.M., BASTOS, J. A.B., MALTA, M. C. C., COSTA, M. E. L.T., PEREIRA, M. M. "Estudo comparativo entre métodos de determinação da glicemia em macacos-prego (*Cebus apela*) mantidos em cativeiro." Revista Portuguesa de Ciências Veterinárias, 2007: 5.

MAYNE, P.D. Clinical Chemistry in Diagnosis and Treatment. Vol.VI. London: Edward Arnold, 1994.

MARCONDES, J. A.M., & HAYASHIDA. S. A. Y. "Diabetes *mellitus* e menopausa: prevenção e cuidados mínimos." RBM -REVISTA BRASILEIRA DE MEDICINA. "Http://www.cibersaude.com.br/favicon.ico" rel="SHORTCUT ICON" (acedido em 14 de Junho de 2010).

MINISTÉRIO DA SAÚDE DE CABO VERDE. Lema deste ano alerta à mudança do quadro da diabetes nas crianças. 15 De Novembro de 2007. Http://www.minsaude.gov.cv/index.php? Option=com_content&task=view&id=193 (acedido em 30 de Junho de 2010).

MOTTA, V.T. "Carbidratos." Bioquímica Clínica: Princípios e Interpretações. 2001.

OMS/FAO- ORGANIZAÇÃO MUNDIAL DA SAÚDE/ORGANIZAÇÃO DAS NAÇÕES UNIDAS PARA A ALIMENTAÇÃO E AGRICULTURA. Documento Informativo para o " Workshop de Lisboa Sobre a Promoção de Hortofrutícolas Nos Países de Expressão Portuguesa". Documento informativo para o Workshop de Lisboa sobre a Promoção de Hortofrutícolas nos Países de Expressão Portuguesa., OMS, Organização Mundial da Saúde, 2006.

QUEIRÓS, J., MAGALHÃES, A. & MEDINA, J. M. "Diabetes gestacional: uma doença, duas gerações, vários problemas." Revista Portuguesa de Endocrinologia, Diabetes e Metabolismo, Fevereiro de 2006: 6p.

RAMALHO, S.M.B. Diabetes *mellitus*: Uma nova abordagem na terapêutica da diabetes tipo 2. Trabalho apresentado à Universidade Fernando Pessoa como parte dos requisitos para a obtenção do grau de Licenciatura em Ciências Farmacêuticas, Porto: Universidade Fernando Pessoa, 2009.

SANTOS, A. I. Aplicação dos gráficos de controlo para valores individuais na área de saúde. Dissertação de Mestrado como requisito parcial para obtenção de Mestre em Engenharia de Produção, Santa Maria: Universidade Federal de Santa Maria, 2006.

SOUSA, R.L.P., SANTOS, H.H.D., CAMPOS., & AVERSI-FERREIRA, T.A. "Análise da Glicemia em Jejum em Pacientes Provenientes do Município de Terezópolis (Goiás-Brasil) Associada com Hipertensão Arterial, Circunferência Abdominal e Uso de Medicamentos." Revista Eletrônica de Farmácia, vol.IV, 2007: 65-78.

WHO-WORLD HEALTH ORGANIZATION. "Definition, Diagnosis and Classification of Diabetes *Mellitus* and its Complications, Report of a WHO consultation." Geneva, 1999.

WILD, S., ROGLIC,G. . GREEN,A., SICREE, R. & KING, H. "Global Prevalence of Diabetes." Diabetes Care, May 2004: 27:1047-1053.

Anexos

Anexo1. Lista de Materiais e reagentes:
- ➤ Tabela de registo diário para valores de glicemia
- ➤ Seringas de 5 ou 10 ml
- ➤ Tubos secos / tubos BD Vacumtainer
- ➤ Garrotes
- ➤ Tubos de ensaio
- ➤ Centrifugadora, Thermo Scientific Heraeus Labofuge 400 Series
- ➤ Humalyzer 3000, Analisador Semi-Automático Para Química Clínica.
- ➤ Luvas
- ➤ Bata
- ➤ Glicose Liquocolor , reagente enzimático
- ➤ Pipetas de graduação
- ➤ Micropipetas
- ➤ Pró-pipeta
- ➤ Marcador

Anexo 2. Percentagem dos dados de glicemia nos diferentes estados glicémicos

Classificação	Amostras	Percentagem amostras de glicemia
Hiperglicemia	101	22,05
Valores normais	202	44,10
Hipoglicemia	122	26,64
Inapropriada	33	7,21
Total	458	100,00

Anexo 3. Representação dos valores de glicemia em grávidas.

Faixas etárias	Hipoglicemia	Normal	Total Geral
15-29	29	11	40
30-44	11	7	18
Total Geral	40	18	58

Anexo 4. Representatividade da glicemia em sexos separados nos diferentes estados de glicemia.

Estados glicémicos	Número de amostras			Percentagem		Percentagem no total de amostras	
	Feminino	Masculino	F+M	Feminino	Masculino	Feminino	Masculino
Hiperglicemia	58	43	101	19,59	26,54	12,66	9,39
Hipoglicemia	96	26	122	32,43	16,05	20,96	5,68
Inapropriada	18	15	33	6,08	9,26	3,93	3,28
Normal	124	78	202	41,89	48,15	27,07	17,03
Total	296	162	458	100	100	64,63	35,37

Anexo 5. Representatividade da glicemia em sexos separados nos diferentes estados de glicemia.

Faixas etárias	Hiperglicemia	Hipoglicemia	Inapropriada	Normal	Total Geral
2-11	1	13	1	11	26
12-21	3	31		28	62
22-31	5	37		28	70
32-41	5	13	3	27	48
42-51	14	12	3	26	55
52-61	19	3	4	19	45
62-71	16	6	8	21	51
72-81	30	7	11	29	77
82-91	7		2	12	21
92-101	1		1	1	3
Total Geral	101	122	33	202	458

Anexo 6. Agrupamento em faixas etárias e em sexos separados

Faixas etárias	Inapropriada	Normal	Hiperglicemia	Hipoglicemia	Total Geral
2-11	1	11	1	13	26
F		4		8	12
M	1	7	1	5	14
12-21		28	3	31	62
F		20		30	50
M		8	3	1	12
22-31		28	5	37	70
F		21		33	54
M		7	5	4	16
32-41	3	27	5	13	48
F	1	15	2	13	31
M	2	12	3		17
42-51	3	26	14	12	55
F	1	12	8	6	27
M	2	14	6	6	28
52-61	4	19	19	3	45
F	2	11	10	2	25
M	2	8	9	1	20
62-71	8	21	16	6	51
F	6	14	10	2	32
M	2	7	6	4	19
72-81	11	29	30	7	77
F	5	18	23	2	48
M	6	11	7	5	29
82-91	2	12	7		21
F	2	8	4		14
M		4	3		7
92-101	1	1	1		3
F	1	1	1		3
Total Geral	33	202	101	122	458

Anexo 7. Tabela de registo diário de valores de glicemia

Mês_____ Ano_____

Data	Nº	Sexo	Idade	Glucose (mg/dl)	Interp.	Grávida		Data	Nº	Sexo	Idade	Glucose (mg/dl)	Interp.	Grávida

Anexo 8. Número estimado de pessoas com diabetes por região e resumo de mudanças na população (Wild *et al*, 2004)

	2000	2030	2000–2030			
Region (all ages)	Number of people with diabetes	Number of people with diabetes	Percentage of change in number of people with diabetes*	Percentage of change in total population*	Percentage of change in population >65 years of age*	Percentage of change in urban population*
Established market economies	44,268	68,156	54	9	80	N/A
Former socialist economies	11,665	13,960	20	−14	42	N/A
India	31,705	79,441	151	40	168	101
China	20,757	42,321	104	16	168	115
Other Asia and Islands	22,328	58,109	148	42	198	91
Sub-Saharan Africa	7,146	18,645	161	97	147	192
Latin America and the Caribbean	13,307	32,959	148	40	194	56
Middle Eastern Crescent	20,051	52,794	163	67	194	94
World	171,228	366,212	114	37	134	61

*A positive value indicates an increase, a negative value indicates a decrease.

Anexo 9. Principais recomendações na prevenção da diabetes (Marcondes & Hayashida, 2010)

- A glicemia em jejum é o método recomendado para rastreamento, sendo que o teste de tolerância oral à glicose deve ser indicado somente quando houver suspeita na presença de glicemia em jejum normal.
- O rastreamento deve ser realizado a cada três anos em indivíduos com mais de 45 anos. Em indivíduos abaixo dessa idade, somente se os factores de risco estiverem presentes, principalmente história familiar e obesidade.
- Em qualquer situação, as medidas higieno-dietéticas devem ser remendadas devem como forma de prevenção, incluindo:
  - Redução de peso (5% à 10% do peso corpóreo)
  - Actividade física
  - Hábitos alimentares saudáveis
  - Abandono do tabagismo

Anexo 10. Características clínicas de diabetes Tipo 1 e Tipo 2 (A M D /S I D /DiabeteItalia, 2007)

	Tipo 1	Tipo 2
Prevalência	0,3%	3-5%
Sintomas	Sempre presente, muitas vezes agudas	Frequentemente moderadas
Tendência de quetose	Presente	Ausente
Peso	Geralmente normal	Geralmente alto (tendo sobrepeso ou obesidade
Idade dos primeiros sintomas	Geralmente < 30 que anos	geralmente> 30 anos
Começo de complicações crónicas	Anos depois do começo de diabetes	Frequentemente presente nos diagnósticos
Insulina no plasma	Reduzido ou ausente	Normal ou aumentado
Auto-imunidade	Presente	Ausente
Tratamento	Insulina desde o início	Dieta, agentes hipoglicemiantes oral, insulina (menor frequência)

Anexo10: Bula de Glucose liquocolor GOD-PAP, método enzimático colorimétrico sem desproteinização.

GLUCOSE LIQUICOLOR

MÉTODO:
GOD-PAP
Método Enzimático Colorimétrico sem desproteinização.

FINALIDADE:
Reagentes para a determinação quantitativa da glicose em soro e plasma humano. Somente para uso diagnóstico IN VITRO. Com LCF (Fator Clareante de Lípides).

FUNDAMENTO:
A glicose é determinada após a oxidação enzimática na presença de glicose oxidase. O peróxido de hidrogênio formado reage sob catalise da peroxidase com fenol e 4-aminofenazona originando a quinoneimina que é um cromógeno vermelho-violeta.

Reação Principal:

$$\text{Glicose} + O_2 + H_2O \xrightarrow{\text{GOD}} \text{Ácido glucônico} + H_2O_2$$

$$2 H_2O_2 + 4\text{-aminofenazona} + \text{fenol} \xrightarrow{\text{POD}} \text{quinoneimina} + 4 H_2O$$

SIGNIFICADO CLÍNICO:
Um grande número de síndromes e doenças está associado com níveis altos de glicose. Estas são separadas em causas primárias e secundárias. A hiperglicemia pode resultar da mera ausência total de secreção de insulina (pancreatectomia cirúrgica), por infiltração do pâncreas (hemocromatose), ou intermitentemente durante períodos de estresse. A hiperglicemia pode ser secundária a outras doenças endócrinas. Algumas drogas como o propanolol, diuréticos tiazídicos e fenitoína podem bloquear a liberação de insulina e causar hiperglicemia.
O Diabetes Mellitus é uma doença crônica caracterizada pelas concentrações anormalmente altas de glicose plasmática, glicosúria e espessamento das membranas capilares basais. Indivíduos com diabetes têm risco de cegueira, doença renal, doença vascular e doença cardíaca.
Clinicamente o Diabetes Mellitus é dividido em 2 grupos: o não dependente de insulina e o dependente de insulina.
A hipoglicemia é definida como uma síndrome caracterizada pela glicose plasmática baixa e um grupo associado de sintomas que são aliviados pela ingestão de alimentos ou carboidratos. Sendo relacionada com alimentação duas formas podem ser definidas: hipoglicemia do jejum e pós-prandial.
As causas mais comuns da hipoglicemia do jejum são: insulinoma, neoplasmas extrapancreáticos, indução por droga (sulfoniluréia), síndrome auto-imune (formação de anticorpos) para receptores da insulina, doença hepática grave e alcoolismo.
A hipoglicemia pós-prandial pode ser classificada em: a) hipoglicemia alimentar; b) hipoglicemia funcional; c) hipoglicemia do diabético tipo II e do paciente com intolerância à glicose.

IDENTIFICAÇÃO E ARMAZENAMENTO:
Conservar entre 2 a 8ºC.

RGT - Reagente Enzimático: Tampão fosfato 0,1 mol/L pH 7,5, 4-aminofenazina 0,25 mmol/L, fenol 0,75 mmol/L, Glicose Oxidase > 15 KU/L, Peroxidase > 1,5 KU/L, Mutarotase > 2,0 KU, estabilizante.

STD - Padrão glicose: 100 mg/dL ou 5,55 mmol/L.

ESTABILIDADE:
Os reagentes são estáveis até a data de validade impressa no rótulo, quando armazenado entre 2 e 8ºC. Se abertos, evitar contaminação. O reagente enzimático é estável por 2 semanas entre 15 e 25ºC, protegido da luz.
O fabricante garante a qualidade do produto, se este for armazenado como descrito acima e em sua embalagem original.

TRANSPORTE:
O transporte do kit deve ser feito pela rota mais direta evitando-se as chegadas nos finais de semana e feriados no local de destino. O kit não é afetado pelo transporte desde que seja entregue ao destinatário no período máximo de 07 dias e em uma temperatura de até 37ºC.

PREPARO DO REAGENTE DE USO:
O reagente enzimático e o padrão estão prontos para uso.

PRECAUÇÕES:
• Os reagentes não necessitam serem tratados como amostras contaminantes.
• Como não se pode assegurar que amostras biológicas e soros controle não transmitem infecções, recomenda-se manuseá-las com as instruções de biossegurança;
• Para o descarte seguro dos reagentes e materiais biológicos, sugerimos utilizar as regulamentações normativas locais, estaduais ou federais para a preservação ambiental.

AMOSTRA BIOLÓGICA:
• SORO, PLASMA (fluoreto).
• A glicose é estável por 24 horas entre 2 e 8ºC se oo soro ou o plasma forem separados dentro de 30 minutos após a coleta.
• O transporte da amostra biológica, quando necessário, deve ser feito pela rota mais direta e evitando sua chegada nos finais de semana e feriados no local de destino. A amostra biológica deve ser acondicionada em recipiente hermeticamente fechado, em seguida embalada de forma a mantê-la em temperatura recomendada (2 a 8ºC) desde o remetente até a entrega ao destinatário. Esta amostra deve ser identificada com o símbolo de amostra biológica.

INTERFERÊNCIAS:
Soro ictérico interfere no teste e não deve ser usado. Amostras com triglicérides até 2500 mg/dL, hemoglobina até 500 mg/dL e ácido ascórbico até 20 mg/dL não interferem com o teste.

MATERIAIS NECESSÁRIOS E NÃO FORNECIDOS:
• Fotômetro UV/VIS,
• Pipetas
• Tubos de ensaio

MÉTODO DE ANÁLISE:
Leitura em espectrofotômetro:
Comprimento de onda: 500 nm
Cubeta: 1 cm
Temperatura: 20-25ºC ou 37ºC
Medida: Contra reagente branco. Somente um reagente branco por série é necessário.

Esquema de pipetagem:

Pipetar nas cubetas	Macro		Semi micro	
	STD ou amostra	Reagente Branco	STD ou amostra	Reagente Branco
STD ou Amostra	20 µL	---	10 µL	---
RGT	2000 µL	2000 µL	1000 µL	1000 µL

Homogeneizar e incubar 10 minutos a 20-25ºC ou 5 min. a 37ºC. Medir a absorbância da amostra ($\Delta A_{amostra}$) e o padrão (ΔA_{STD}) contra o reagente branco em no máximo 60 minutos.

CÁLCULO DA CONCENTRAÇÃO DE GLICOSE:

$$C = 100 \times \frac{\Delta A_{amostra}}{\Delta A_{STD}} \text{ (mg/dL)} \quad \text{ou}$$

$$C = 5,55 \times \frac{\Delta A_{amostra}}{\Delta A_{STD}} \text{ (mmol/L)}$$

Fator de calibração:
$Fc = 100 : \Delta ASTD$
Glicose (mg/dL) = $\Delta A_{amostra} \times Fc$

Exemplo:
Aa = Absorbância da amostra = 0,230
Ap = Absorbância do padrão = 0,299

$$C = 100 \times \frac{\Delta A_{amostra}}{\Delta A_{STD}}$$

$$C = 100 \times \frac{0,230}{0,299}$$

$$C = 76,9 \text{ mg/dL}$$

Fator de calibração:
$Fc = 100 : 0,299$
$Fc = 334$

Glicose (mg/dL) = $\Delta A_{amostra} \times Fc$
Glicose (mg/dL) = $0,230 \times 334$
Glicose (mg/dL) = $76,82$ mg/dL

AUTOMAÇÃO:
Adaptação especial para analisadores está disponível e será enviada ao consumidor quando solicitada.

LINEARIDADE:
O teste é linear até a concentração de glicose de 400 mg/dL. Diluir a amostra 1 + 2 com água destilada se a concentração de glicose da amostra estiver acima deste limite e repetir a determinação. Multiplicar o resultado por 3.

VALOR DE REFERÊNCIA:
Soro, plasma (jejum):
Normal: 70 - 99 mg/dL.
Alterada: 100 - 125 mg/dL
Provável Diabetes Mellitus: ≥ 125 mg/dL

CONTROLE DE QUALIDADE:
Todo soro controle contendo valores determinados para a glicose, pelo método GOD-PAP, pode ser empregado. Recomendamos o uso de nossos soros controle HUMATROL e SERODOS.

RECUPERAÇÃO EM SOROS CONTROLES:
Soros controle comercialmente disponíveis foram usados. Os soros controle foram reconstituídos/preparados de acordo as instruções do fabricante. Os valores medidos foram comparados com os valores alvos. A recuperação dos soros controle se encontrou dentro da faixa de aceitabilidade tanto testado manualmente como em um analisador automatizado.

REPETIBILIDADE:

N	Média (mg/dL)	DP (mg/dL)	% CV
6	51,0	0,886	1,74
6	117,15	3,508	2,99
6	379,89	14,325	3,77

REPRODUTIBILIDADE:

N	Média (mg/dL)	DP (mg/dL)	% CV
6	51,0	1,095	2,15
6	117,15	3,546	3,03
6	379,89	14,789	3,89

Human DO BRASIL

REV. 07/08

COMPARAÇÃO DOS MÉTODOS:

O kit da Glucose liquicolor foi comparado contra um método de glicose comercialmente disponível. Soros controla bem como amostras de pacientes foram empregados na comparação. Foram avaliados os resultados obtidos pelos métodos utilizados e também através de uma equação de regressão não-paramétrica de acordo com Bablok & Passing. A regressão linear obtida foi:

$N = 55$
$r = 0,997$
$Y = 1,000 * X + 2,788$
$X_{medido} = 100,89$ mg/dL
$Y_{medido} = 103,44$ mg/dL

Ambos os métodos mostraram uma boa concordância e um desvio não significativo foi observado em algumas amostras específicas.

APRESENTAÇÃO DO KIT:

Nº CAT	REAGENTE	VOLUME	Nº TESTES
10263	RGT	1 x 250 mL	250
	STD	1 x 3,0 mL	
10261	RGT	2 x 250 mL	500
	STD	1 x 3 mL	
10262	RGT	2 x 500 mL	1000
	STD	1 x 3 mL	
10260	RGT	4 x 100 mL	400
	STD	1 x 3 mL	
10121	RGT	1 x 1000 mL	1000
	STD	1 x 3 mL	

BIBLIOGRAFIA:

1. Barham, D., and Trinder, P., Analyst 97 (1972) 142-145.
2. Teuscher, A., and Richterich, P., Schweiz med. Wschr. 101 (1971) 345 e 390.

DEPARTAMENTO DE SERVIÇOS ASSOCIADOS:

Para esclarecimentos de dúvidas do consumidor quanto ao produto:
Telefax (31) 3067-6400 E-mail: nucleo@invitro.com.br
N.º DO LOTE, DATA DE FABRICAÇÃO, DATA DE VALIDADE VIDE RÓTULO DO PRODUTO.

Produzido e Distribuído por Núcleo Diagnóstico Produtos Especializados Ltda –
Rua São Paulo Nº 377 – Salas 06 a 09 – Bairro Amazonas – Itabira - MG
CEP: 35900-373 – Telefax: (31) 3067-6400
e-mail: nucleo@invitro.com.br - CNPJ: 00.560.477/0001-21
Resp. Téc.: Renato Silva – CRBio4: 57360/04-D
Reg. M.S. 10302240314

SIGNIFICADO DOS SÍMBOLOS UTILIZADOS NOS RÓTULOS DO PRODUTO

O conteúdo é suficiente para <n> testes

Data limite de utilização (primeiro dia do mês)

Limite de temperatura (conservar a)

REF   Número do Catálogo

Consultar Instrução de Uso

LOT   Número do lote

IVD   Produto Diagnóstico In Vitro

Data de Fabricação

Anexo 1: Produção de hortofrutícolas por tonelada por ano nos países de expressão portuguesa (OMS/FAO- Organização Mundial da Saúde/Organização das Nações Unidas Para a Alimentação E Agricultura, 2006)

País	Vegetais *toneladas*	Fruta *toneladas*	Fruta produzido em maior quantidade *toneladas*	Total (frutas+vegetais)
Angola	271	450	300 – Banana	721
Brasil	8014	35734	19793 – Laranja/ tangerina 6423 – Banana	79482
Cabo Verde	16	15	6 - Banana	31
Guiné-Bissau	25	74	38 – Plátano	99
Moçambique	117	292	90 - Banana	409
Portugal	2247	2000	1039 – Uva 332 – Laranja/ tangerina 300 – Maçã	4247
S. Tomé e Príncipe	6	30	27 - Banana	36
Timor-leste	18	7	2 - Banana	25

Anexo 2: Disponibilidade *per capita* de hortofrutícolas nos países de expressão portuguesa (OMS/FAO- Organização Mundial da Saúde/Organização das Nações Unidas Para a Alimentação e Agricultura, 2006)

Alimento (Kg / ano)	Angola	Brasil	Cabo Verde	Guiné-Bissau	Moçambique	S.Tomé e Príncipe	Timor-Leste
Vegetais	22,8	41,2	47,1	15,2	6,2	37,3	29,1
Frutas	31,1	110,3	46,1	42,8	16,7	153,4	19,7
Total	53,9	151,5	93,2	58	22,9	190,7	48,8

Recomendação de consumo OMS/FAO – 146 Kg/pessoa/ano